AF363830

Les Exercices physiques

On s'est préoccupé, à juste titre, d'améliorer, de perfectionner et de fixer des races d'animaux domestiques, des variétés de fleurs, de fruits et de légumes comestibles, appliquant, pour obtenir ces résultats, les règles de la sélection, une alimentation ou une fumure savamment mesurées et des conditions spéciales relatives au milieu, au terrain, à la température, à la lumière et à l'aération.

Qu'a-t-on fait dans le siècle dernier pour améliorer et même simplement pour conserver dans leur pureté les types divers répandus sur notre territoire : les Bretons, les Normands, les Baucerons et tant d'autres, races antiques, prolifiques et depuis longtemps fixées ? — *rien ou presque rien.*

La culture physique de l'homme, si négligée chez nous, devrait comprendre tout d'abord la surveillance méthodique dans le choix des sujets chargés de nous faire des successeurs. Pour avoir de beaux enfants, des unions bien assorties sont nécessaires entre gens sains de corps et d'esprit, en tenant plus compte de leur santé et de leur énergie morale, que du nombre de pièces de cent sous apportées en mariage.

Les hommes se marient parfois trop tard, après avoir vécu, et quand je dis vécu, on sait ce que parler veut dire ; vivre, avoir vécu, cela veut dire, non pas avoir mené la vie gaie, agréablé, du travail interrompu par les distractions saines du plein air, des voyages ou de simples promenades, non ; vivre, avoir vécu, c'est avoir fait la fête, avoir compromis sa santé et celle de ses futurs enfants.

Mais admettons que par un heureux hasard, les enfants naissent forts et vigoureux : ils ont droit à la vie et à des soins culturaux qui n'ont pas été appliqués parce qu'on les a ignorés jusqu'en ces temps derniers.

La *puériculture*, ou science d'élever les enfants, est de date toute récente : on commence seulement depuis quelques années à comprendre, qu'avec une natalité très insuffisante, il y a un intérêt primordial à conserver la vie aux enfants qui nous viennent, à diminuer enfin les chances de mortalité. La loi Roussel pour la protection des enfants en bas âge et les admirables efforts produits par nos savants en faveur de l'*allaitement maternel* ont donné des résultats certains, irréfutables ; la mortalité des enfants en bas âge a diminué considérablement.

L'enfant vit, il devrait se développer normalement ; mais tout de suite apparaît pour la lutte pour la vie, la nécessité de lui créer une situation, de le préparer à cette lutte, par une instruction, que tous doivent aborder, paraît-il, sans qu'une sélection soit faite entre eux.

Il faut instruire l'enfant, tous les enfants, et pour cela, on les enferme dans des classes où l'air, vicié par l'habitation en commun, sera toujours fatalement distribué, en quantité insuffisante, pour des poumons qui ne demandent qu'à respirer largement un air pur constamment renouvelé.

Pour combattre les effets de l'air confiné ou vicié ; il faut que les travaux de l'esprit soient fréquemment coupés par des distractions, des jeux en plein air et des exercices physiques destinés aussi à combattre les fausses attitudes que prennent les enfants de nos écoles ou les jeunes apprentis, adonnés à une profession manuelle, qui ne font travailler qu'un ou plusieurs groupes de muscles, produisant à la longue des difformités et des atrophies partielles. Ce sont les difformités professionnelles. Si la fonction crée l'organe, la profession crée la difformité.

Les jeux libres, bons pour les enfants, utiles pour les adolescents, doivent être remplacés plusieurs fois par semaine par des exercices physiques dirigés par des pédagogues spéciaux. Le meilleur des exercices, c'est la gymnastique, telle qu'elle est actuellement enseignée, celle que le ministre de la guerre, à la date du 1er novembre dernier, nous recommandait d'adopter au Congrès des Sociétés de gymnastique. « Je voudrais, a-t-il dit, que la gymnastique, pratiquée dans nos écoles, continuée par les Sociétés de gymnastique et appliquée enfin au régiment par nos jeunes soldats, soit codifiée et unifiée », et dans ce but il a institué au Ministère de la guerre, une Commission composée des représentants des Ecoles, des Sociétés de gymnastique et de l'armée. Cette Commission a été maintenue par M. Berteaux.

Pour que le service militaire réduit à deux ans donne les résultats qu'on désire lui voir rendre, il est de toute nécessité de préparer à l'avance les jeunes gens, de façon à les amener au régiment, rompus aux exercices physiques, par l'habitude d'une gymnastique à progression savamment mesurée, d'où l'on tend à éliminer les exercices de force et d'acrobatie, dangereux pour un certain nombre de sujets, abordés utilement par les athlètes ou les professionnels.

Il ne faut pas sacrifier les faibles ou les insuffisants aux plus forts ou aux favorisés de la nature, au point de vue physique ; il ne faut pas oublier, d'ailleurs, qu'avec une préparation méthodique, des efforts régulièrement consentis, les faibles du jour doivent progresser, se perfectionner et arriver enfin, même avec des forces primitivement moindres, à lutter avantageusement contre des forts présomptueux, ayant négligé de mettre en valeur les qualités naturelles dont ils étaient doués.

Si l'avenir est aux esprits cultivés ; la force, l'habileté, l'adresse, l'endurance, les succès gymniques et sportifs appartiendront aux hommes rompus aux exercices physiques, sagement et régulièrement pratiqués. C'est en forgeant qu'on devient forgeron, c'est en cultivant les exercices physiques qu'on arrive à les pratiquer sans fatigue, avec aisance, avec plaisir, avec entrain, avec l'émulation dont il ne faut pas médire. Une fois ce résultat obtenu, le goût des exercices physiques s'impose à l'esprit, on y pense, on y songe, on en parle, on s'enthousiasme, on constate avec satisfaction, avec orgueil même, l'accroissement de ses forces et de son endurance.

Puis, pour conserver et maintenir cette

forme, cette aisance dans la force, on écoute
volontiers les avis des gens du métier et des
hygiénistes qui, sans crainte de passer pour
des raseurs, s'en vont partout clamant les
méfaits des excès alcooliques. Disons en passant ce que nous répétons sans cesse à nos
jeunes gymnastes depuis vingt ans. Cette
simple phrase : que l'acool paralyse nos muscles, ou les rend, tout au moins paresseux,
malhabiles et moins sensibles aux incitations
volontaires, quand ils ne sont point agités de
trémulations ou de crampes douloureuses. Ce
n'est pas en vain que l'on dit : fort comme un
Turc, alors que les Turcs sont des buveurs
d'eau. Les athlètes, les hommes de sport, les
lutteurs savent pertinemment, que la sobriété
est, pour eux, une obligation ; c'est pour cela
que tous les coureurs en vedette ont avec eux
un manager qui se charge de surveiller leur
alimentation en les empêchant de se livrer à
des excès de boisson, qu'ils seraient tentés de
faire pour calmer des appétits violents ou des
avidités de boire, symptômes de la fatigue qui
conduisent rapidement au *surmenage* et au
claquage si on vient à les satisfaire.

J'ai entendu souvent dire à des managers :
mon poulain est claqué, il a trop bu.

Par les grandes chaleurs, et après un exercice violent, il faut éviter de boire des boissons
glacées, pour ne pas voir se produire des accidents mortels analogues au choléra fou-
droyant.

J'ai passé une heure à la Fête de gymnastique de Contres, il y a quatre ans, à friction-
ner un gymnaste qui a failli mourir pour
avoir bu dans ces conditions, une boisson à
la glace par une chaleur torride au mois
d'août.

Le mot *surmenage* que je viens de prononcer, nous vient de la médecine vétérinaire : surmener un bœuf ou un cheval, c'est lui occasionner un excès de fatigue en le faisant aller, au-dessus de ses forces, trop vite ou trop longtemps. Avant l'organisation des transports rapides des bœufs, moutons et autres animaux destinés à l'alimentation, le surmenage était une maladie artificielle très fréquente, puisqu'il fallait conduire à pied ces animaux du Limousin à Paris : ils perdaient de leur poids et la viande s'altérait.

On a reconnu aussi, en analysant et en étudiant la viande des animaux *forcés* à la chasse, tels que les cerfs, chevreuils et lièvres, que non seulement la viande avait une fermeté et un goût désagréable, mais encore qu'il était dangereux de la manger parce qu'elle contenait des poisons dits ptomaïnes, analogues à ceux provenant de la putréfaction des tissus morts,

Les lièvres et les cerfs qui possèdent, cependant, une grande vitesse de course, ne peuvent pas résister à la poursuite des chiens courants relayés ou entraînés, parce qu'ils n'ont point l'habitude de la course : ils dorment ou ruminent toute la journée et marchent seulement la nuit, à la recherche de leur nourriture : ils savent courir, mais ils ne courent jamais, que le jour où ils sont chassés : ils ne sont pas entraînés. Donc pour éviter la fatigue et le surmenage, il faut s'entraîner, c'est-à-dire, faire de l'exercice physique, chaque jour d'une façon régulière, progressivement, et surtout ne pas procéder par à coup.

Au lendemain de l'année terrible, il s'est

établi une légende : nous disions tous : « C'est le maître d'école prusssien qui a vaincu les Français », tous à l'école désormais, et notre sol s'est couvert d'établissements scolaires parfois somptueux, ce qui a fait dire aux esprits chagrins et pessimistes, que notre budget national y avait perdu sa souplesse, que lui aussi était surmené. Il faut reconnaître aujourd'hui qu'on s'est trompé, à l'égard des maîtres d'école prussiens, ou, qu'on a singulièrement exagéré leur importance, en tant que maîtres chargés de l'instruction publique ou privée. Le véritable maître d'école prussien, peu connu, celui-là, c'est le terrible Jahn qui a commencé, après Iéna, non pas seulement à instruire les enfants, mais surtout à former leurs corps et leurs cœurs en vue de la revanche future. Nous avons eu à combattre un ennemi préparé de longue date à la lutte et ayant eu depuis près d'un siècle, en dehors des éducateurs militaires à l'usage des adultes, des écoles de gymnastique, et des Sociétés de gymnastique, dans toutes les directions, à la ville comme à la campagne. Voilà l'œuvre du maître d'école prussien Jahn, qui fut à la fois un instituteur, un éducateur, un entraîneur d'hommes et un professeur de gymnastique.

Nous avons en France 900 Sociétés de gymnastique avec 120.000 gymnastes dont la moitié seulement travaillent avec un peu d'ardeur, alors qu'il y a en Allemagne 7.000 Sociétés de gymnastique avec 700.000 gymnastes. Voilà des chiffres d'une écrasante supériorité, dont nous devrions nous inquiéter et qui sont à peine connus en France du grand public.

L'Amérique compte 274 sociétés avec 35.000 gymnastes.

La Belgique compte 154 sociétés avec 14.000 gymnastes.

La Bohème (nos amis les Sokols), compte 573 sociétés avec 47.000 gymnastes.

Le Danemark compte 26 sociétés avec 3.200 gymnastes.

La Suisse compte 554 sociétés avec 40.000 gymnastes.

L'Italie compte 104 sociétés avec 14.000 gymnastes.

La Hongrie compte 45 sociétés avec 4.500 gymnastes.

La Hollande compte 140 sociétés avec 10.000 gymnastes.

La Norwège compte 45 sociétés avec 6.000 gymnastes.

La Suède compte 20 sociétés avec 1.500 gymnastes.

Ce ne sont pourtant point en France les bons gymnastes qui font défaut, ou les professeurs savants ou dévoués qui manquent, car, depuis deux ans qu'a été fondé le tournois international de gymnastique, ce sont les gymnastes français qui ont été les grands vainqueurs : à Anvers en 1903, à Arras en 1904.

Les Sociétés de gymnastique ne s'occupent pas, comme le disent ceux qui ne les connaissent pas ou ne veulent pas les connaître, de former des acrobates, elles ont pour but de préparer les jeunes gens, par une série d'exercices très variés, à supporter vaillamment les épreuves physiques que les jeunes soldats abordent dès leur entrée au régiment. La vieille gymnastique française, celle des Amoros et des Paz, comprend ce qu'aujourd'hui on veut nous imposer comme une nouvelle gymnastique, parce qu'après avoir été pratiquée en France, elle nous revient plus ou moins modifiée des pays étrangers : telle est la gymnastique suédoise si recommandée de nos jours, dans laquelle on a fusionné nos vieux exercices d'assouplissement avec la gymnastique médicale.

En réalité, on ne fait pas assez de gymnastique en France, parce que ce n'est pas bien porté ; seuls, les enfants du peuple viennent à nous, et dans des conditions déplorables, le soir, après une journée de rude labeur ; ce dont nous ne saurions trop les remercier et les féliciter.

Et cependant le seul moyen de combattre le surmenage, c'est de s'habituer, quand on est jeune, à supporter la fatigue, les marches forcées, qui attendent dès l'arrivée au corps nos jeunes gens élevés à la diable, à tout hasard, sans aucune préparation.

Qu'on s'étonne après cela de les voir rapidement fréquenter les infirmeries régimentaires et même aboutir à l'hôpital, avec l'une ou l'autre des maladies régnantes ! On ne doit pas ignorer d'ailleurs que, sur un sujet fatigué et surmené, la maladie trouve un terrain bien préparé pour la recevoir : le surmenage est en effet la cause prédisposante par excellence, qui nous procure, en cas de guerre, les épouvantables et meurtrières épidémies plus dangereuses mille fois que les balles ou les obus.

Le surmenage enfin, dont nous connaissons les effets nocifs sur les muscles par accumulation des déchets organiques, exerce son action sur tous les organes y compris le cerveau ; les cellules nerveuses sont à leur

tour envahies : il se produit une auto-
intoxication de ces éléments nobles et on
assiste alors à l'éclosion de véritables délires
analogues au delirium tremens et même à
des cas de folie aiguë, presque toujours
mortels.

Nous devons donc, pour toutes ces raisons,
combattre le surmenage et ses déplorables
effets immédiats ou lointains par l'habitude
réglée des exercices physiques mettant en
jeu, comme nous le dirons plus loin, tous les
muscles, et en les faisant travailler successivement en variant les exercices ou les jeux.

Tous à l'école, avons-nous dit en 1871, et
rapidement on s'est mis à l'œuvre, on a
modifié et on modifie tous les jours les pro-
grammes, qui, à peine élaborés et essayés,
sont à nouveau transformés parce qu'on les
accuse d'être trop chargés.

On a même vu s'établir une vigoureuse
campagne contre les dangers d'un autre surmenage, le surmenage intellectuel, et, tout
de suite, sans preuve, le mot a fait fortune
auprès des mamans, et l'on n'entendait plus
parler que des écoliers, « la victime contem-
poraine du surmenage intellectuel ». On affir-
mait dans les chaumières et les salons qu'un
nouveau danger attendait nos enfants, celui
de surcharger les esprits, en voulant en faire
des savants. Au point de vue social même,
on se demandait avec terreur, s'il y aurait
désormais des bras pour nous faire du pain,
pour cultiver la vigne ou tenir la charrue,
quand tous les Français, également instruits,
pourraient poser leur candidature à l'Académie française.

Certains hommes, peu galants, pas fémi-
nistes, tout au moins, virent avec effroi la

femme devenir savante, envahir les postes et
télégraphes, étudier la médecine, la pharmacie, aborder le barreau, témoigner au civil
et réclamer le droit de voter ; ils oublient de
dire et de constater que beaucoup d'hommes
vendent des gants, des rubans et des aiguilles
dans les grands magasins de nouveautés.

Ce genre de surmenage devrait changer de
nom ; le mot de *malmenage* devrait le remplacer : il a bien été proposé, mais il n'a pas
réussi et cependant il dépeignait fort bien la
cause réelle du mal : la mauvaise direction
donnée au travail des enfants par des éducateurs instruits, mais pas du tout chargés
de mettre en pratique les saines traditions
d'une pédagogie, où le travail intellectuel est
entremêlé de jeux en plein air et d'exercices
gymnastiques. Cela ne figurait pas dans leur
programme.

Quelques parents même, ayant un fils au
collège, sont aussi hantés par le spectre de
leur fils surmené : parce qu'il n'arrive pas à
faire tous ses devoirs, parce qu'il ne suit pas
les camarades mieux doués ou simplement
plus travailleurs, ils ne veulent point admettre qu'ils prennent l'effet pour la cause,
et jamais ils ne voudront comprendre que les
prétendus enfants dits surmenés, étaient
incapables d'effort intellectuel avant leur
entrée au collège. — On sait ce que l'école
nous rend, on ne dit pas ce qu'on y apporte.

MM. Luys et Charcot et bien d'autres
savants nient l'existence possible du surmenage intellectuel chez l'enfant, parce que,
disent-ils, son cerveau est passif en face des
exigences d'un enseignement excessif, et que
d'ailleurs le sommeil, si facile et si soudain
des enfants, survient et prévient le surme-

nage avant qu'il ne soit établi. Malgré cela, la question s'est imposée et elle a eu, il y a dix-sept ans, les honneurs d'une discussion académique, qui a eu pour résultat de préciser et de fixer le débat.

Si l'enfant n'est pas dégénéré, s'il n'apporte pas au collège le germe du mal, on devra chercher, soit dans le milieu scolaire, soit dans l'encombrement, soit surtout dans l'absence des exercices gymnastiques, la cause de son dépérissement physique ou intellectuel.

Dans les écoles dites bachotières ou préparatoires aux grandes écoles (Ecole polytechnique), c'est là qu'il faut surveiller les grands efforts de l'esprit, comme aussi les accidents nerveux causés par un échec aux examens et aux concours. Cette lutte des adolescents, pour l'entrée dans la vie active, exalte les plus forts et ceux qui sortiront vainqueurs de ces rudes épreuves; mais si elle excite les uns sans danger, elle déprime les autres et fait malheureusement alors des victimes du travail intellectuel.

C'est à ce moment, à l'époque où l'adolescent va devenir un homme, qu'il faut absolument faire alterner les travaux de l'esprit avec les exercices physiques, c'est à cet âge, que le besoin d'air et de mouvement s'impose, si nous ne voulons plus voir se former une génération d'éclopés ayant une grosse tête, mais pas de muscles, pas d'estomac ou de large poitrine.

L'âge des sujets fournit donc une précieuse distinction entre les enfants, les collégiens, les étudiants et les adultes.

Pour les enfants, il faut les jeux libres en plein air, où ils doivent, en toute liberté s'épanouir, rire, crier, folâtrer et se bousculer au besoin, sans craindre d'être grondés par leurs parents parce qu'ils auront sali ou déchiré leurs vêtements.

Aux adolescents, nous ferons pratiquer la gymnastique d'assouplissement, et aux jeunes gens, nous réserverons d'abord la gymnastique de développement pour aborder enfin la gymnastique d'application.

Chez les étudiants en droit et en médecine, le travail est volontaire, aimé et recherché avec ardeur et entrain ; il conduit moins au surmenage que le travail du collégien paresseux, travaillant malgré lui. Pour les premiers, le travail est un plaisir et un jeu, pour les seconds, c'est un véritable cauchemar, ils se surmènent alors pour combattre leur apathie ou leur insuffisance, leur cerveau se fatigue et s'épuise surtout quand le maître est inhabile et imprévoyant et s'il ne sait pas faire de distinction entre ses élèves, dont quelques-uns s'étiolent avec une culture intellectuelle intensive, avec une heure ou une demi-heure seulement de leçons de gymnastique par semaine.

Car voilà où nous en sommes encore aujourd'hui dans nos collèges français d'enseignement secondaire — une heure de gymnastique par semaine, alors qu'une heure par jour devrait être obligatoire. Tout est emballement, verbiage et mode ; on parle beaucoup, on agit moins. On a crié, en 1871, « tout le monde à l'école » et bientôt on a clamé « tout nos enfants sont surmenés ». C'était là une exagération, ainsi que je l'ai démontré.

Pour éviter la production du surmenage intellectuel chez les écoliers, l'Académie de

Médecine exprimait le 9 août 1887 l'avis suivant :

1° Les collèges et les lycées seront à l'avenir construits en pleine campagne avec de grands espaces pour les recréations ;

2° Les salles d'études et de classes seront installées dans des conditions hygiéniques d'aération et l'éclairage des dites salles ne laissera rien à désirer ;

3° La durée du temps réservée au sommeil sera augmentée ;

4° La vie sédentaire des études et des classes sera abrégée ;

5° Enfin *tous les élèves* seront soumis à la nécessité impérieuse de faire des exercices physiques *quotidiens, proportionnés à l'âge,* tels que : *marche, sauts, mouvements d'assouplissement* et *gymnastique de développement.*

Ce programme, sur bien des points n'a pas été mis en pratique et les exercices physiques quotidiens ont lieu en réalité une fois par semaine.

On a bien fait quelque chose cependant, — oh ! oui, on a tenté d'acclimater chez nous le Dieu du jour : les jeux cultivés par les Anglais ; c'est là du snobisme et pas autre chose ; mais il en est résulté l'abandon de la gymnastique française.

On créa à Paris, avec ramifications en province, la Ligue d'éducation physique et l'organisation de jeux exigeant des dépenses exagérées : on a imaginé aussi les caravanes scolaires, qui, paraît-il ont donné les meilleurs résultats pour les Ecoles normales et primaires de la Ville de Paris ; je n'en veux point médire.

On parle aujourd'hui de colonies scolaires

à la campagne pour les enfants des grandes villes. Ce sont là des mesures palliatives, trop coûteuses et à la portée d'un trop petit nombre de favorisés. Il serait plus simple d'organiser de longues promenades et des excursions au grand air, deux ou trois fois par semaine sans bourse délier et sans pressurer à nouveau le contribuable par des essais ruineux qu'on abandonnera fatalement. A ces promenades, à ces excursions, il serait enfin, disons-le une fois de plus, nécessaire d'y joindre les exercices physiques réguliers et *journaliers*, recommandés par l'Académie de Médecine en 1887. Ce serait le moyen de remédier à tous les inconvénients de l'Internat et du surmenage intellectuel si tant est, qu'il existe réellement.

Dans les Ecoles normales d'instituteurs, l'usage des exercices physiques est établi et surveillé par un professeur de gymnastique et enfin, avant de quitter l'école, quatre-vingt-dix-neuf pour cent de nos futurs instituteurs obtiennent le brevet spécial d'aptitude à l'enseignement de la gymnastique.

A propos de l'utilité des exercices réguliers, permettez-moi de vous raconter l'histoire d'un camarade qui, affligé d'une faiblesse avec atrophie musculaire du côté droit, bras et jambe, eut l'idée d'entreprendre chaque jour une promenade de six kilomètres (aller et retour) en tenant à la main affaiblie une simple canne dont il augmentait le poids chaque semaine : il avait aussi au pied, du même côté, une bottine qu'il rendait de plus en plus lourde, grâce à des plaques de plomb qu'il introduisait dans une semelle creuse confectionnée dans ce but.

En deux ans, il est devenu un marcheur infatigable, la faiblesse musculaire avait fait place à une vigueur et à une musculature irréprochables ; il arrivait à porter à la main une canne en fer du poids d'un essieu de voiture.

Tout récemment enfin, le docteur Poirier vient de présenter à la Société de Chirurgie un jeune docteur américain qui est arrivé à développer d'une façon extraordinaire son système musculaire après avoir fait régulièrement, et pendant plusieurs années, des exercices d'assouplissement, de flexion et d'extension des membres et du corps avec des poids très légers et cela pendant huit minutes par jour seulement.

Au point de vue physiologique, l'exercice musculaire active la respiration, élargit la cage pulmonaire et l'amplitude des mouvements respiratoires , il active la circulation du sang, augmente les fonctions des organes excréteurs et notamment ceux de la peau, cette grande éliminatrice de nos impuretés corporelles ; il supprime enfin les engelures dont souffrent tant nos écoliers ; j'en ai gardé le plus douloureux souvenir et suis très heureux de constater que mes deux enfants n'en connaissent même pas le nom. Dieu sait aussi ce qu'ils sont turbulents et adonnés aux exercices physiques.

L'inaction musculaire amène la stagnation dans les échanges vitaux et l'empoisonnement de nos tissus par l'accumulation des déchets ; les extrémités se refroidissent, on s'habitue aux chaufferettes pendant le jour et au moine pendant la nuit ; il n'y a plus de réaction, la peau ne rougit plus, pas plus à la chaleur qu'au froid ; elle acquiert alors le maximum

de la beauté, le blanc du marbre, mais aussi
de l'anémie ; le muscle dépérit, s'infiltre de
graisse, et l'on voit alors apparaître des
jeunes gens bouffis et obèses, incapables de
produire le moindre effort.

C'est une grosse erreur aussi de croire que
l'intelligence se développe mieux par l'inaction physique : elle conduit fatalement à
l'impressionnabilité nerveuse qui nous fabri-
que des enfants poltrons et pusillanimes.

Revue rapide
des principaux Exercices physiques
à recommander.

LA MARCHE

La marche est une fonction naturelle qui
ne demande qu'à être pratiquée et suivie
pour nous fournir un bon exercice musculaire hygiénique au premier chef et surtout
peu coûteux. Malheureusement, les Français
ne marchent plus comme autrefois ; il n'y a
plus de pèlerins dans l'acception pédestre du
mot : on ne pérégrine plus de France à Rome,
à Jérusalem ou à Saint-Jacques de Compos-
telle : nos pèlerins noctambules n'ont plus
besoin de consulter la direction de la voie
lactée, que dans nos campagnes on appelait
encore, il y a cinquante ans, le chemin de Saint-
Jacques en Galice : les pèlerinages se font
par la voie ferrée, au moyen des trains dits
de plaisir, ainsi appelés, sans doute, en raison
du manque absolu d'hygiène et de confor-
table que les voyageurs y rencontrent. On
allait autrefois à pied aux grandes foires à
Beaucaire, à Guibray ; les ouvriers Compa-

gnons du Devoir faisaient leur tour de
France ; c'était la majorité : le tour de France
disparaît avec le compagnonnage.

Rabelais, auquel il faut toujours revenir
quand on sent le besoin de s'offrir une pinte
de bon rire ou de bon sens a dit que « de son
temps, les jeunes gens studieux et amateurs
de pérégrinité estaient toujours convoicteux
de visiter gens doctes, antiquités et singu-
larités d'Italie. » Aujourd'hui le chemin de
fer, la bicyclette et l'automobile emportent
les touristes dans toutes les directions. Ces
touristes, qui ne marchent plus, sont toujours pressés, n'ont pas une minute à perdre :
ils ne voient rien d'ailleurs ou peu de chose ;
il leur suffit, c'est un fait indéniable, de
mettre à la poste une ou plusieurs cartes
postales, pour démontrer à leur amis et aux
intimes qu'ils ont passé dans l'endroit ou
près du site signalé dans leur guide Joanne
ou Michelin.

Jean-Jacques Rousseau dans ses confes-
sions, tome I, édition Dupont, 1824, p. 88.

Parlant de son voyage à pied d'Annecy à
Turin où il se rendait à seize ans, sur les
conseils de Mme de Warens, s'exprime
ainsi :

« Le souvenir de ce parcours m'a laissé le
» goût le plus vif pour tout ce qui s'y rap-
» porte, surtout pour les montagnes et les
» *voyages pédestres*. Je n'ai voyagé à pied
» que dans mes beaux jours, et toujours avec
» délices. Bientôt les devoirs, les affaires,
» un bagage à porter, m'ont forcé de faire le
» Monsieur et de prendre des voitures ; les
» soucis rongeants, les embarras, la gêne, y
» sont montés avec moi, et dès lors, au lieu
» qu'auparavant dans mes voyages pédestres

» je ne sentais que le plaisir d'aller, je *n'ai*
» *plus senti que le besoin d'arriver.* »

A Paris, les ouvriers vont à l'atelier en
omnibus, en tramway ou par le métro : on
fait pour eux matin et soir des trains spéciaux à prix réduit. A ce compte-là, les jambes
se refusent peu à peu à la marche, elle devient
une gêne, une fatigue, on devient podagre
pour gagner du temps.

Qu'il vienne une guerre et nous n'aurons
jamais assez d'hommes habitués à marcher
avec un sac, un fusil et des munitions à
porter. Voilà le danger un peu grossi, un
peu chargé peut-être, mais réel cependant.

En 1870-1871 la marche, le froid, la fatigue,
le surmenage ont fait plus de victimes que
les balles prussiennes ; ne l'oublions pas et
habituons-nous à marcher !

Rappelons-nous qu'en 1805, l'armée française qui gagna la bataille d'Austerlitz ne
comptait que des hommes de vingt-deux
ans ; elle fit quatre cents lieues à pied après
avoir été entraînée à Boulogne.

La marche est un des attributs de notre
race, elle nous permet de lutter victorieuse-
ment contre les ennemis du dedans (les
maladies), elle nous préparera une armée
infatigable et par suite invincible: Quelques
soient nos opinions, notre âge ou nos profes-
sions, nous nous sentons tous devenir chau-
vins, quand, au son de la musique militaire,
le régiment, au retour des manœuvres, tra-
verse la ville d'un pas alerte et soutenu ;
les portes s'ouvrent, les balcons se garnis-
sent, les gamins courent et se bousculent,
chacun veut voir et admirer nos chers fan-
tassins ! Quelle plus belle glorification de la
marche ! que cette manifestation spontanée,

nerveuse, irréfléchie, mais bien réelle cependant.

☙

La course qui est aussi, paraît-il, un exercice naturel comme la marche, est *un sport* qui demande, à mon avis, beaucoup de précautions en raison des dangers qu'il présente et des accidents fréquents dont il peut être la cause immédiate. En dehors du pas gymnastique, sur lequel nous reviendrons tout à l'heure, la course est pour nous, sans hésitation, un exercice violent conduisant trop facilement à l'abus, dangereux pour le plus grand nombre et fatal pour quelques-uns ; elle ne peut être qu'intermittente et de courte durée pour un trajet de cent mètres au maximum, et même sur cette distance, nous avons eu l'occasion de constater des accidents, de l'essoufflement, de l'oppression, des chutes, des fractures et des syncopes. La course doit être formellement interdite à tous ceux dont le cœur ne fonctionne pas d'une façon normale, car elle conduit rapidement les enfants à l'hypertrophie de cet organe et à des troubles de la circulation, qui nuiront à leur développement normal ultérieur.

La course, cultivée par les anciens, illustrée par le coureur célèbre de Marathon, mort d'ailleurs après avoir rempli sa mission, a été reprise et mise en mode par les Anglais qui en ont fait un sport avec des exhibitions d'athlètes habillés d'un gilet de flanelle et d'un caleçon de soie noire, costume vraiment peu select : c'est donc un exercice critiquable et peu utile qui n'est bon et utilisable que sous forme de pas gymnastique,

qui n'est pas d'ailleurs la course au galop,
mais le trot humain, cadencé, mesuré, régu-
lier. Ce trot d'ailleurs est le plus souvent
adopté et suivi par les coureurs professionnels, qui ont compris que pour courir longtemps, il faut trotter au pas gymnastique,
sans jamais forcer l'allure, restant toujours
au-dessous de ses forces, réduisant au besoin
cette allure si le cœur vient à faiblir et si
l'essoufflement les atteint.

A la suite d'expériences faites à Joinville-
le-Pont, à l'Ecole de gymnastique, sur
vingt sujets choisis et entraînés depuis trois
mois, on a pu constater que la fatigue musculaire des jambes obligeait les hommes à des
repos forcés, bien plus que les troubles de la
respiration, le nombre des inspirations d'air
avait augmenté de cinq par minute seulement
au bout d'une demi-heure.

La circulation du sang s'accommode moins
bien, même du pas gymnastique, car le chiffre
moyen des pulsations par minute, qui était
de quatre-vingt-six au départ pour vingt
coureurs, monta à la moyenne de cent qua-
rante à l'arrivée, au bout d'une demi-heure.

☙

Le saut à pieds joints, sur une ou deux
jambes, le saut en longueur, en profondeur
ou en hauteur, avec ou sans élan, de pied
ferme ou avec tremplin dur ou élastique
fournit un ensemble d'exercices qu'il est bon
de cultiver et de pratiquer, sans toutefois s'y
spécialiser, comme il en est d'ailleurs de tous
les exercices physiques. Le saut relève
directement de la gymnastique rationnelle,
il est pour les cuisses, les jambes et les pieds,
ce que les exercices aux appareils sont pour

les bras, avant-bras et mains. Tous les genres
de sauts sont aussi utiles les uns que les
autres ; signalons en passant que certaines
sociétés de gymnastique négligent trop le
saut pour se consacrer à la barre fixe : c'est
une faute grossière dont on s'aperçoit vite,
car elle fait des gymnastes avec des bras
robustes et musclés, un peu voûtés, montés
sur des jambes grêles et pas agiles.

☙

La gymnastique aux agrès a eu tous les
honneurs de la critique acerbe et routinière.
C'est la plus difficile à réaliser avec succès
et celle qui réclame le plus de précautions :
elle ne doit être abordée qu'avec une progression prudente, après la pratique des
mouvements d'assouplissement et de développement. Conduite et surveillée par des
professeurs dignes de ce nom, elle ne produit
pas plus d'accidents, peut-être moins, assu-
rément que la chasse, le patinage, le foot-
ball et la baignade libre en Loire. Nous
n'hésitons donc pas à en conseiller l'usage,
sans critiquer d'ailleurs aucuns des appareils
connus, recommandant seulement de les
aborder tous, successivement, sans se spécialiser. Mais, attendu que tous les gymnastes ont tendance à exagérer la force de
leurs muscles des régions supérieures, des
bras et des épaules, je leur conseille de faire
souvent usage d'un appareil d'ordre médical :
la planche dorsale, ou mieux l'échelle dorsale,
qui les obligera à effacer les épaules, à allon-
ger à fond les bras et à faire saillir la poitrine
en avant.

La canne et le bâton sont des exercices
d'attaque et surtout de défense qui, dans

22 —

certaines occasions peuvent rendre les plus
grands services. A notre époque où, dans
les grandes villes, il y aurait des apaches, il
serait fort utile de savoir manier la canne
comme le font nos moniteurs régimentaires.
La canne enfin, avec ses quatre parades clas-
siques, haute, basse et bilatérales, permet de
se défendre utilement contre un adversaire
armé d'une pointe : fleuret ou épée.

BOXE

Mais l'exercice par excellence à recommander, qui réunit tous les suffrages, aussi
bien des professeurs de gymnastique que
des physiologistes, c'est la boxe française, *la
reine des exercices gymnastiques*, et cependant, c'est un sport négligé : il serait moins
sportif que la boxe anglaise, cette brutale et
assommante boxe, dans laquelle, parfois,
les deux adversaires restent sur le terrain,
épuisés, couverts de contusions, de coups,
de fractures de la mâchoire et des côtes, la
face bouffie et les yeux crevés, et c'est là un
sport pour lequel on se passionne et on
forme des paris d'argent fantastiques et
ruineux.

Chose curieuse, la boxe française fait l'admiration des étrangers, alors que chez nous
elle n'est pas appréciée à sa juste valeur. La
raison de cette défaveur c'est que la boxe
française ne serait pas *very select*, ce serait
un sport d'un goût douteux que les Franz
Reichel et Charlemont ont cependant remis
à la mode avec beaucoup d'éclat. N'oublions
pas, qu'il y a quelques années, à la suite
d'un match retentissant, notre professeur

de boxe française. Charlemont, mettait rapidement hors de combat, par un coup de pied bas. le plus célèbre champion de boxe anglaise.

La boxe française qui n'est, en résumé, qu'une succession de mouvements d'assouplissement les plus variés, met en action tous les muscles de notre corps et sous son influence, l'agilité et l'amplitude des mouvements articulaires sont poussés à l'extrême.

Nous ne saurions donc trop en recommander la pratique, faisant aussi remarquer que, sans armes, avec ses moyens de défense naturels et toujours prêts à l'action, le boxeur français, entraîné, aura facilement raison de deux ou trois rôdeurs de barrière.

Cette partie de la gymnastique française nous donne la santé, la sécurité, procure enfin l'assurance et la confiance en soi-même, dont les escrimeurs ne sont pas seuls à se féliciter. La boxe française en section, au point de vue de la discipline, est encore à recommander.

Permettez-moi, à propos de la boxe, de citer l'article suivant paru dans le *Progrès médical* du 31 décembre 1904 :

Médecins et Sports

« Ainsi que nous l'avons annoncé dans
» notre n° du 17, le jeudi 22 courant, a eu
» lieu dans la salle des Agriculteurs de
» France, 8, rue d'Athènes, sous la présidence du Dr Just Lucas-Championnière,
» la conférence, avec démonstrations physio-

» logiques, organisée pour le corps médical
» par la Société *La Boxe française.*
   » Plus de quatre cents docteurs, étudiants
» et étudiantes, avaient répondu à l'appel
» des organisateurs. Le conférencier, le
» Dr Peugniez, professeur de clinique chi-
» rurgicale à l'école de médecine d'Amiens,
» a passé les différents sports en revue et
» constaté que jamais la jeunesse n'a été
» aussi sportive que maintenant. De nom-
» breuses ligues et sociétés de sports se sont
» créées à Paris et en province pour déve-
» lopper l'éducation physique ; et, malgré
» que l'on n'ait que l'embarras du choix,
» et peut-être à cause de cela, les parents
» sont embarrassés dans le choix, pour leur
» enfant, de tel sport ou de tel autre. Quel-
» ques-uns ne font travailler que certains
» groupes musculaires et n'ont que peu
» d'influence sur le développement de la cage
» thoracique et sur l'amplitude de la poi-
» trine. *La boxe française paraît, au confe-*
» *rencier, l'exercice de choix de l'enfant.* »

La Boxe et les Littérateurs

Dans sa conférence sur la boxe, le professeur Peugniez a cité un passage de Théophile
Gautier, tout à l'honneur de ce sport athlé-
tique, qu'on tente de remettre à la mode.

Notre confrère sait-il que Byron fut, lui
aussi, un fanatique de cet exercice, recom-
mandé, et à bon droit, par les hygiénistes ?
Parlant avec admiration des exploits de
Crib et de Jackson, les deux plus célèbres
boxeurs de son temps, le grand poète écrit :
« J'aime tout ce qui a l'apparence de la force,

» même physique ; aujourd'hui, ajoute-t-il,
» j'ai boxé une heure, j'ai fait une ode à Napo-
» léon et bu quatre bouteilles de Soda-
» Water. »

Il dit autre part : « J'ai boxé hier avec
» Jackson, et je le ferai encore aujourd'hui ;
» mes esprits s'en trouvent très bien, quoique
» mes bras et mes épaules en soient en-
» gourdis. »

La CHRONIQUE MÉDICALE du docteur Cabanès
(15 Janvier 1905.)

L'ESCRIME

L'escrime, un peu délaissée au régiment
et dans nombre de sociétés de gymnastique,
a l'honneur d'être suivie et appréciée dans le
monde select, les clubmen, les journalistes
et la bourgeoisie. C'est même et bien à tort,
pour beaucoup le sport unique et exclusif.

Il faut un certain courage pour en faire
aujourd'hui la critique et lui adresser des
reproches mérités.

C'est un exercice violent, produisant rapidement l'essoufflement, des courbatures et
une sudation exagérée, dont il faut sérieuse-
ment surveiller la production et la dispa-
rition.

Utile pour combattre la voussure du tronc,
il constitue un exercice absorbant, un véritable travail dans lequel l'esprit n'est pas
libre : ce n'est pas pour l'enfant un jeu qui
lui permet l'allure bruyante et tapageuse que
les jeux ordinaires lui permettent d'avoir.
C'est enfin l'exercice qui réclame la plus
grande somme de travail fourni, excellent à
conseiller aux gens qui luttent contre un
embonpoint envahissant.

Les inconvénients de l'escrime sont peu
connus. On n'en connaît que les dangers
immédiats toujours imminents, résultats de
la rupture des fleurets. Parmi ces inconvénients signalons l'hypertrophie musculaire
considérable [1], parfois rapide des muscles de
la cuisse du côté qui tient le fleuret. Cette
déformation n'a pas été expliquée suffisam-
ment par le travail exagéré de la jambe droite
puisque, chez un droitier, la jambe gauche
supporte, en garde, tout le poids du corps et
pendant la fente et la remise en garde, elle
joue un rôle actif. Etudiée sur cent cinq sujets
de l'école de Joinville, cette hypertrophie
musculaire a été observée cent quatre fois.

Sur un tiers des mêmes sujets l'épaule
était manifestement abaissée du côté qui tient
l'épée. On a parlé aussi de certaines dévia-
tions du tronc et de la colonne vertébrale,
mais, après vérification, on a pu constater
qu'il y avait une illusion d'optique causée par
le développement exagéré des muscles et de
l'épaule en arrière et toujours du côté qui
tient l'épée.

On observe souvent aussi, chez les escrimeurs, un faux rhumatisme professionnel
des genoux dû au surmenage de cette articu-
lation.

Nous devons recommander aux escrimeurs
de protéger avec soin le cou, à l'aide d'une
bavette, et de ne pas se servir de masques
vernis, car souvent on a constaté dans les
yeux l'implantation de parcelles de vernis
qui éclatent sous le choc du fleuret : ces parcelles s'implantent fortement dans la cornée
ou dans la peau autour des yeux.

(1) Voir GUIDE PRATIQUE DES EXERCICES PHYSIQUES, par le
docteur Roblot, professeur à l'École de Joinville. Paris 1903, de Rudeval.

Pour combattre l'hypertrophie de la cuisse et l'abaissement de l'épaule, il n'y a qu'un moyen, c'est de faire successivement de l'escrime de la main droite et de la main gauche. Pour les enfants, c'est indispensable, puisque maintenant, ce que je n'approuve pas, des enfants font de l'escrime au lieu de jouer librement et sans contrainte. Mais demander à un escrimeur de perdre son temps à travailler des deux mains, c'est lui demander de faire table rase de l'amour-propre et de l'acharnement dont les escrimeurs sont fatalement animés et sans lesquels, d'ailleurs, ils ne feraient pas d'escrime.

LA VÉLOCIPÉDIE

Nous voudrions en médire, mais nous ne pouvons pas oublier qu'un bouillant et ardent journaliste sportif de la première heure, a dit de la bicyclette : « C'est un bienfait social. » La vélocipédie a créé en France un courant sportif inouï, elle nous a valu plus tard l'automobile, et ce colossal mouvement industriel où nous sommes encore heureusement les premiers ; mais l'abus du vélocipède est à critiquer pour les enfants et les jeunes gens qui, par genre, adoptent sur ce gracieux véhicule des attitudes vicieuses, dont ils pourront facilement d'ailleurs combattre les effets par une séance de boxe française.

Le grand tort de la bicyclette, c'est d'avoir nui à la marche et d'en avoir détourné, à son profit, un grand nombre d'amateurs.

LE PATINAGE

Le patinage, la simple glissade, sont d'ex-
cellents exercices, mais ils ne peuvent être,
dans notre région, que très insuffisamment
pratiqués. Ils sont cependant utiles en ce
sens qu'ils nous obligent à sortir, l'hiver, de
nos appartements surchauffés et à triompher
de l'engourdissement général qui nous enva-
hit en cette saison. Rien ne vaut une bonne
prise d'air sec, purifié par le froid, de tous
les microbes dont il est habituellement
infecté ; mais, en temps de gelée, il ne faut
pas rester inactif, il faut aller, venir, agir, se
remuer. C'est pourquoi glissade et patinage
sont à recommander.

LA NATATION

Excellent exercice qui devrait être obligatoire pour tous les Français ; mais à Blois,
notamment, on ne se baigne que par les
grandes chaleurs, pendant la canicule, et
alors, on risque d'y prendre des coups de
chaleur. On peut se baigner agréablement
cependant, quand l'eau est à 17 ou 18°, com-
mencer en mai et finir en octobre. Je n'in-
siste pas sur ce point, sachant bien que je
donnerais un coup d'épée dans l'eau et que je
ne changerais rien, à cet égard, aux habi-
tudes de mes aimables concitoyens.

Nous exprimons, en passant, le vœu que
nous possédions prochainement, à Blois, une
piscine à eau tiède, semblable à celles de
Paris, où, sans grande dépense et en toute
saison, on utilise les eaux de condensation
des usines à vapeur. Je me suis demandé

souvent pourquoi on n'utiliserait pas pour
cette œuvre d'hygiène populaire les eaux de
condensation de la pompe à feu de la route
basse de Paris, eaux chaudes que la Loire
reçoit sans aucune utilisation et sans arriver
surtout au résultat que nous recherchons, de
la baignade en toute saison.

LE CANOTAGE

C'est un sport abandonné à Blois. Il est
excellent, il n'a jamais été l'objet de la moindre critique, mais il est assez coûteux et pas
à la portée de toutes les bourses.

LA DANSE

La danse est un exercice de fond très
recommandable. Elle développe la grâce et
l'agilité, mais la danse ne se pratique plus
en France que dans des salles ou des salons
bondés de monde, et dans un air vicié, confiné
et souillé de toutes les expirations pulmo-
naires ou sudorales. Ajoutons encore que la
danse est rarement pratiquée en plein air,
qu'elle se fait le soir ou au milieu de la nuit,
en des locaux fermés et couverts, à une
heure où jeunes gens et enfants seraient
mieux dans leur lit où les attend le sommeil
léger et réparateur dont ils ne peuvent se
passer, et celà d'une façon impérieuse.

☙

Il nous reste à parler des jeux en plein air,
revenus d'Angleterre après avoir été aban-
donnés en France, tels que la paume, le

lawn-tennis, le hockey qui n'est autre que notre ancienne balle à la crosse, et le foot-ball, l'ancienne barette.

Le foot-ball a réussi à s'implanter en France, et des équipes multiples se sont créées, un peu partout, pour l'exploiter. Il a le grand avantage des jeux en plein air, mais quand il est joué avec toute l'ardeur obligatoire des matchs, c'est un jeu brutal ayant occasionné de trop nombreux accidents.

Dans la constitution des équipes, il est indispensable de les former avec des sujets du même âge et également résistants : ce serait même une grande faute d'y admettre des enfants avec des jeunes gens et surtout des adultes.

❦

Le *crockey* est un jeu peu actif, bon pour les enfants délicats qui ont besoin de prendre l'air ; il a aussi le grand avantage de pouvoir être pratiqué sans fatigue par les mamans et les institutrices.

❦

Le *cricket* est un jeu anglais qui exige un grand matériel, fort coûteux ; je n'en parlerai point, ne le connaissant pas ; ne voulant pas le connaître, car je sais qu'il possède une règle en quarante-sept articles ; c'est vraiment trop.

❦

Le *paper-chase* ou *hares and hounds*, en français chasse au papier ou course des lièvres ou levriers, est une course à pied, à travers champs, bois, taillis, futaies, rochers

— 31

et halliers ; c'est un exercice des plus recom-
mandables très attrayant, qui développe
chez les jeunes gens l'esprit d'initiative,
d'observation, le coup d'œil et la décision.
On ne saurait trop le recommander : il
n'entraîne pas à la dépense : une canne et
une bonne paire de souliers ferrés sont suf-
fisants.

Dr DOUTREBENTE.

www.ingramcontent.com/pod-product-compliance
Lightning Source LLC
LaVergne TN
LVHW021652170726
843501LV00007B/2516